中医医德经典格言精选

主编 罗仁 周迎春

华南理工大学出版社
SOUTH CHINA UNIVERSITY OF TECHNOLOGY PRESS
·广州·

图书在版编目（CIP）数据

中医医德经典格言精选/罗仁，周迎春主编．—广州：华南理工大学出版社，2019.11

ISBN 978-7-5623-6149-7

Ⅰ.①中… Ⅱ.①罗… ②周… Ⅲ.①中国医药学-医务道德-格言-汇编 Ⅳ.①R192 ②R2

中国版本图书馆CIP数据核字（2019）第240036号

中医医德经典格言精选

Zhongyi Yide Jingdian Geyan Jingxuan

罗仁　周迎春　主编

出 版 人：卢家明

出版发行：华南理工大学出版社

（广州五山华南理工大学17号楼，邮编510640）

http://www.scutpress.com.cn　E-mail: scutc13@scut.edu.cn

营销部电话：020-87113487　87111048（传真）

责任编辑：陈苑雯　周莉华

印 刷 者：广州商华彩印有限公司

开　　本：889mm×1194mm　1/32　印张：3　字数：55千

版　　次：2019年11月第1版　2019年11月第1次印刷

定　　价：30.00元

《中医医德经典格言精选》
编辑委员会

主　编：罗　仁　周迎春

副主编：聂晓莉　王　宁　彭文科　徐天惠
　　　　经　媛

编　委：（以姓氏笔画为序）

马　柯　王　宁　文小敏　邝柳燕
齐杰莹　刘炳然　吴秀琼　经　媛
钟　东　姬彦兆　徐天惠　聂晓莉
韩双双　彭文科　彭伟航　管海玉
潘汉森

序

清代名医王敬义在《疫疠溯源》中言："医之为道，通于死生呼吸。"

汉代张仲景在面对三国战乱时期的某些医德不良的现象时，批判道："观今之医，不念思求经旨，以演其所知；各承家技，终始顺旧，省病问疾，务在口给，相对斯须，便处汤药，按寸不及尺，握手不及足，人迎趺阳，三部不参，动数发息，不满五十。夫欲视死别生，实为难矣！"

医德医风问题，从古至今皆有之。那么，新时代从医者应如何做一名好医生，孙思邈早已在《千金要方·大医精诚》中给出了答案。所谓医者，"必须博极医源，精勤不倦""凡大医治病，必当安神定志，无欲无求……"

时代在呼唤名医，病人需要名医，我们期待着，憧憬着，能够有越来越多的、具有良好医德和精湛医术的、德才兼备的名医大家，来进一步提升中医医疗水平和服务能力，弘扬中医药文化，加快发展中医药健康事业，为人民群众提供全方位、全周期、高质量的中医药服务。

南方医科大学罗仁教授是广东省名中医，在中医临床一线工作四十三年，身兼数职，兢兢业业，培养了硕士、博士、博士后、传承班人才80余人，深受同行、师生及病人的好评。2017年被批准成立“广东省名老中医药传承工作室”［粤中办医函〔2017〕209号］，2018年被批准成立“全国名老中医药专家传承工作室”［国中医药人教函〔2018〕134号］。

《中医医德经典格言精选》一书作为全国及广东省名老中医药专家传承工作室的建设项目、南方医科大学中西医结合医院规培生教材建设项目，由罗仁教授组织编写，从“医为仁术”“救死扶生”“知常达变”及“名医名篇”四个方面精选出古代中医名家有关医德的名言名句，集结成书，为中医药工作者提供了一本育医德、扬医术的不可多得的读物。

读此书，能知仁术之道义，故乐为之序。

李爱民

2019年3月

前言

医疗行业作为一种特殊行业，关系到人们的生命和切身利益。古语有云，“医为仁术”，医生的天职是“救死扶伤，治病救人”，在面对有思想、有感情的病人时，医者担负着维护和促进人类健康的使命。这要求从医者不仅要在医疗技术上做到精益求精，更要对病人有着满腔的热情、高度的责任感以及高尚的道德情操。同时，医者在医疗活动中也要能够“知常达变”，才能成为德才兼备的良医名医。

随着社会的发展和科学的进步，党和政府对中医药事业发展越来越重视。中医药的服务范围和服务能力不断扩大和提升，中医药文化已开始走向世界，对人类健康事业发挥着不可替代的作用。因此，培养大批德才兼备的中医药人才迫在眉睫，这也是新时代对中医药发展提出的要求。

目前在岗位上的中医药人员大多受过良好的专业培养，而刚从大学毕业的中医药人员也要先进行住院医师规范化培训，故培养中医药人才现已有成熟配套的培养方案和教材。但目前的培养方案多重视技能方面的培训，笔者认为还应有一本有关医德方面的教材，以帮助医者养成良好的医德医风，达到以德扬医。

《中医医德经典格言精选》一书便是这样诞生的。笔者带领团队人员，将精选出的古今名家名篇中有关医德的简短格言，分为“医为仁术”“救死扶生”“知常达变”“名医名篇”四个部分，辑录成书。同时，本书在编写时还为条文加注了按语，便于读者理解。若此书能够对医院，以及学习中医的人员有所裨益，则已为幸甚。

另外，本书参考了刘道清、周一谋先生于1991年主编的《中医名言大辞典》（中原农民出版社）一书中“论医”部分的经典条文，曾时新、叶岗先生主编的《名医治学录》（广东科技出版社），以及杨文儒、李宝华先生编著的《中国历代名医评介》（陕西科学技术出版社）等著作，特此说明并致谢。

最后，笔者衷心祈望中医后辈能够尽己所能，成为德才兼备的新一代名中医，以推动中医药文化发展，发扬传承中华优秀传统文化！

罗仁

2019年3月

目 录

卷一 医为仁术 / 01

卷二 救死扶生 / 11

卷三 知常达变 / 33

卷四 名医名篇 / 59

卷一 医为仁术

医之为道，通于死生呼吸。

——清·王敬义《疫疠溯源·序》

【按语】医疗为大事，关系到人的生死，强调了尊重医生、尊重医学的重要性。

医之攻疫①，犹将之制敌②。善将者不择人而战，善医者不择病而治。

——《秘传眼科龙木论·序》

【注释】①攻疫：治病。②制敌：战胜敌人。

【按语】用药如用兵，医生治病，就像将军带兵打仗战胜敌人，善于带兵的将军不选择敌人来打仗，善于治病的医生不选择病人来治疗。

医学之要，始而论病，继则论方，再次论法。而法有条理，病有原委，方有成局。

——清·张睿《医学阶梯》

【按语】医学的要领，先是论病，然后是论用方，再论治法，即辨病、立法、选方。

盖医者，生人①之术也。一有所误，即为杀人。

——清·陈修园《时方歌括·时方歌括小引》

【注释】①生人：活人、救人。生，拯救。

【按语】医疗是救人的大事，一旦发生错误，就可能使人死亡，故说医者是生人之术。

医，仁术也。仁人君子，必笃[①]于情。笃于情，则视人犹己，问其所苦，自无不到之处。

——清·喻昌《医门法律·问病论》

【注释】①笃：忠实。

【按语】医者要有仁爱之心，对患者慈爱、关心、热情，把病人的痛苦当作自己的痛苦。

医者仁术，圣人以之赞助造化之不及，所贵者，扶危救困、起死回生耳。

——明·聂尚恒《活幼心法·卷一》

【按语】医生重要的职责是扶危救困，起死回生。

医者，意[①]也。善于用意，即为良医。

——唐·孙思邈《千金翼方·针灸上》

【注释】①意：通“臆”，揣度，研究。

【按语】孙思邈认为，高明的医生（上工）应善于用意，临症时要用意以求理。

古人以神圣工巧言医。又曰：医者，意也。以其传授虽的，造诣虽深，临机应变，如对敌之将，操舟之工，自非尽君子随时反中之妙，宁无愧于医乎？

——元·朱震亨《局方发挥》

【按语】医生在临证处方时应善于随机应变。

学者善悟其妙，而以意通之。

——清·杨乘六辑《医宗己任编·四明心法·方论》

【按语】医学深奥，要有悟性。

医易[①]同原[②]。

——明·张介宾《类经附翼·医易》

【注释】①易：指《易经》。②原：通“源”，渊源。

【按语】医学与易学是相通同源的，都源于阴阳五行的古代哲学基础。

良医知病人之死生。

——《战国策·秦策》

【按语】高明的医生能预知病人的病情变化。

能合天时之变以治病者，果真时医也。

——郭霭春《中国分省医籍考·广东省·第六类·方论·变时医案》

【按语】医生应能顺应天时（自然）变化来治疗疾病。

负笈[①]行医，周游四方，俗呼为走方。其术肇[②]

于扁鹊，华佗继之。故其所传诸法与国医[3]少异。治外以针刺蒸灸胜，治内以顶串禁截胜。

——清·赵学敏《串雅内编·绪论》

【注释】①负笈（jí）：背着书箱。笈，书箱。②肇（zhào）：开始。③国医：指医术高明、称冠全国的医生。

【按语】古代名医周游行医，名为走方医，由扁鹊开始，善于应用针灸、顶串禁截的治法。

走医有三字诀：一曰贱，药物不取贵也；二曰验，以下咽即能去病也；三曰便，山林僻邑仓卒即有。能守三字之要者，便是此中之杰出者矣。

——清·赵学敏《串雅内编·绪论》

【按语】高明的走方医，用的药不贵，处方有效，治起病来能使病人感到方便。

（走医）手法有四要：用针要知补泻；推拿要识虚实；揉拉在缓而不痛；钳取在速而不乱。志欲敖，礼欲恭，语欲大，心欲小。持此勿失，遂踞上流。

——清·赵学敏《串雅内编·绪论》

【按语】走方医外治的手法要点。

国医对于排除人类疾苦，负有最大的使命。

——陆士谔《国医新话·自序》

【按语】医学的使命，在于排除人类的疾病和痛苦。

病为本，工为标。标本不得[1]，邪气不服[2]，此之谓也。

——战国·《黄帝内经素问·汤液醪醴论》

【注释】①不得：不合。得，适合。②不服：不衰败。服，服输，此指衰败。

【按语】医生治病应明白疾病的标本。

学不贯今古，识不通天人，才不近仙，心不近佛者，宁耕田织布取衣食耳！断不可作医以误世。医固[1]神圣之业，非后世读书未成，生计未就，择术而居之具也。是必慧有夙因[2]，念有专习，穷致天人之理，精思竭虑于古今之书，而后可言医。

——明·裴一中《言医·序》

【注释】①固：本来。②慧有夙因：天资聪慧。

【按语】医生要有渊博的知识、高明的技术和慈悲之心。

彼习业者，专则精，不专则杂。

——明·孙一奎《赤水玄珠·自序》

【按语】从事医学，业务要精、要熟。

不知天地人者，不可以为医。

——清·徐灵胎《医学源流论·卷下·病随国运论》

【按语】不知道天、地、人的关系和知识的，不能成为一名医生。

人不穷理，不可以学医；医不穷理，不可以用药。

——清·陈士铎《洞天奥旨·卷十六·劝医六则》

【按语】医生应明白医理。

医家之误人有六：有学无识一也；有识无胆二也；知常不知变三也；意有他属四也；心烦冗沓[①]五也；偶值精神疲倦六也。为医者不可不深加自省也。

——清·王士雄《潜斋医学丛书·言医》

【注释】①心烦冗沓：心烦意乱。冗，繁杂。沓，繁多。

【按语】医家之误人有六，医者应引以为戒。

用药难，识证难。非通乎阴阳，察乎微妙，安能使沉疴[①]顿起，名医拱手！谁谓小道不有可观者欤！

——清·赵学敏《串雅内编》

【注释】①沉疴：危重之病。

【按语】医生要明白疾病的阴阳变化，才能识证用药。

医不难治病，难於知病。

——清·刘清臣《医学集成·卷一·望闻问切》

【按语】医生治疗疾病不难，认识疾病最难。

医者可以生人，可以杀人，所系尤重，故世子拜医，重之至也。

——宋·储泳《祛疑说》

【按语】医生可以使人生（救命），亦可致人死（医疗错误），所以医疗是关于生死的重要大事。

一存仁心，乃是良箴，博施济众，惠泽斯深。二通儒道，儒医世宝，道理贵明，群书当考。三精脉理，宜分表里，指下既明，沉疴可起。四识病原，生死敢言，医家至此，始称专门。五知气运，以明岁序，补泻温凉，按时处治。六明经络，认病不错，脏腑洞然，今之扁鹊。七识药性，立方应病，不辨温凉，恐伤性命。八会炮制，火候详细，太过不及，安危所系。九莫嫉妒，因人好恶，天理昭然，速当悔悟。十勿重利，当存仁义，贫富虽殊，药施无二。

——明·龚廷贤《万病回春·医家十要》

【按语】医者应切记这十项基本要求。

世有愚者，读方三年，便谓天下无病可治；及治病三年，乃知天下无方可用。故学者必须博极医源，精勤不倦，不得道听途说而言医道已了。

——唐 · 孙思邈《备急千金要方 · 大医精诚》

【按语】医者应谦虚好学，精勤不倦。

卷二　救死扶生

救生最大。

——唐·刘禹锡《救沈志》

【按语】救护生命是医学的本质、医生的职责。

医之为道，所系非偶，人之寄也以死生，我之任也以阴骘[①]。天下之至重惟命。

——清·怀抱奇《医彻·医箴·疗医》

【注释】①阴骘（zhì）：阴德。暗中做的好事。

【按语】医生以救死扶伤为要，病人性命第一。

我若有疾望医之救我者，何如我之父母妻子有疾望医之相救者？

——清·费伯雄《医方论·序》

【按语】医生应视病人如亲人。

今之明医，心存仁义。博览群书，精通道艺，洞晓[①]阴阳，明知运气。药辨温凉，脉分表里，治用补泻，病审虚实，因病制方，对证投剂，妙法在心，活变不滞[②]。不炫虚名，惟期博济，不计其功，不谋其利，不论贫富，药施一例，起死回生，恩同天地。如此明医，芳垂万世。

——明·龚信《古今医鉴·明医箴》

【注释】①洞晓：彻底明白。②不滞：不呆板，不墨守成规。

【按语】对医生的素养要求。

凡医，见症不真，则不可妄下药。若医病不效，即自己告退，请彼另延高明。切不可贪图微利，迁延病人，自招罪过。

——清·宁松生《医林选青·卷二·医医杂录·医贵虚心论》

【按语】医者应谦逊行医。

病不识时莫强认，谦躬退位让贤能，务俾[1]他人全性命。

——清·程国彭《医学心悟·首卷·医中百误歌》

【注释】①俾：使。

【按语】临证时，医者应以病人的利益为重。

胆欲大而心欲小，智欲圆而行欲方。诗曰如临深渊，如履薄冰，谓小心也。赳赳[1]武夫，公侯干城[2]，谓大胆也；不为利回，不为义疚，行之方也；见机而作，不俟终日，智之圆也。

——后晋·刘昫《旧唐书·孙思邈传》

【注释】①赳赳：威武雄壮貌。②干城：干，盾牌。干和城都比喻捍卫者。此处喻医生为捍卫者。

【按语】对医生的素质要求。

医者须要胆大心小。胆欲大者，有决断之才，识见之明，当刺则刺，当攻则攻。不宜攻刺者止之，则能知标本。心欲小时，有救急之义，无苟取之心。富者辞之伤廉，贫者取之伤惠，须见利思义，斯称医职。

——清·高文晋《外科图说·卷一·灸疮疡法》

【按语】对医生的素质要求。

阅历愈深胆愈小。

——清·吴尚先《理瀹骈文·略言》

【按语】强调谨慎行医。

若果轻浅之证，过于胆大立方，不啻①小题大做；沉重之证，过于小心慎药，无异杯水车薪。其实胆大而不细心，所谓暴虎冯河②者，误事也；细心而不大胆，所谓狐疑鼠首③者，亦误事也。

——清·雷少逸《时病论》

【注释】①不啻：无异于。②暴虎冯河：空手打虎，徒步过河，比喻冒险蛮干。暴，空手搏斗。冯，通“凭”，从水中走过去。③狐疑鼠首：比喻犹豫不决，过分小心。

【按语】对轻重不同的疾病的应对方法。

夫医者，非仁爱之士，不可托也；非聪明理达，不可任也；非廉洁淳良，不可信也。

——晋·杨泉《物理论》

【按语】对医生的素质要求。

一戒：凡病家大小贫富人等，请观者便可往之，勿得迟延厌弃，欲往而不往，不为平易，药金毋论轻重有无，当尽力一例施与，自然阴骘①日增，无伤方寸。

二戒：凡视妇女及孀妇尼僧人等，必候侍者在旁，然后入房诊视，倘傍无伴，不可自看，假有不便之患，更宜真诚窥睹，虽对内人不可谈，此因闺阃故也。

三戒：不得出脱病家珠珀珍贵等送家合药，以虚存假换，如果该用，令彼自制入之。倘服不效，自无疑谤，亦不得称赞彼家物色之好，凡此等非君子也。

四戒：凡教世者，不可行乐登山，携酒游玩，又不可非时离去家中。凡有抱病至者，必当亲视用意发药，又要依经写出药帖。必不可杜撰药方，受人驳问。

五戒：凡娼妓及私伙家请看，亦当正己视如良家子女，不可他意见戏，以取不正，视毕便回。贫窘者药金可璧，看回只可与药，不可再去，以希邪淫之报。

——明·陈实功《外科正宗·医家五戒十要》

【注释】①阴骘：阴德。

【按语】医生的戒律。

无恒德者，不可以作医，人命死生之系，庸人假医以自诬，其初则要厚利，虚实补泻，未必适当，幸而不死，则呼需百出，病者甘心以足其欲，不幸而毙，则曰饮食不知禁嗜，欲有所违，非药之过也。厚载而出，死者何辜焉！世无扁鹊望而知死生，无华佗涤肠以愈疾，轻以性命托庸医，何如谨致疾之因，固养生之本，以全天年耶？呜呼悲夫！

——宋 · 林逋《省心录 · 论医》

【按语】庸医无德。

夫医药为用，性命所系。

——晋 · 王叔和《脉经 · 序》

【按语】医药的重要性。

诊脉而不以实告者，欺也；论方用药，潦草而不精详者，欺也；病愈后而希望贪求，不脱市井风味者，欺也。盖不患医之无利，特患医之不明耳。

——明 · 李梴《医学入门 · 习医规格》

【按语】习医者应以此为戒。

夫医为仁道，况授受相传，原系一体同道，虽有毫末之差，彼此亦当护庇，慎勿訾毁[1]。斯[2]不失忠厚之心也。

——明·龚廷贤《万病回春·云林暇笔》

【注释】①訾毁：说别人的坏话。②斯：则，乃。

【按语】同行应互尊互助。

寡妇室女，愈加敬谨，此非小节。

——明·李梴《医学入门·八卷·习医规格》

【按语】习医的操守。

勿重利，当存仁义，贫富虽殊，药施无二。

——明·龚廷贤《万病回春·云林暇笔》

【按语】业医勿重利。

凡看病施治，贵乎精一。

——明·张介宾《景岳全书·论治篇》

【按语】医贵精一。

治病既愈，亦医家分内事也。纵守清素，借此治生，亦不可过取重索，但当听其所酬。如病家赤贫，一毫不取，尤见其仁且廉也。

——明·李梴《医学入门·习医规格》

【按语】习医的操守。

疾小不可言大，事易不可云难，贫富用心皆一，贵贱使药无别①。苟②能如此，于道几希③。反是者为生灵之巨寇。

——南宋·《小儿卫生总微论方·医工论》

【注释】①无别：没有差别。②苟：假如。③几希：很少，很微小。

【按语】业医者诚。

（医）以活人为心，不记宿怨。

——明·万全《新刊万氏秘传幼科发挥》

【按语】医德第一。

人身疾苦，与我无异，凡来请召，急去无迟，或止求药，宜即发付，勿问贵贱，勿择贫富，专以救人为心。

——宋·张杲《医说》

【按语】救人为上。

况医者，人之司命，有病急召，慎勿以远近暑寒而拒之；若至病家，尤须敬谨，勿为他务，以败正事。

——元·危亦林《世医得效方·卷第一·大方脉杂医科·集治说》

【按语】病人至上。

夫有医术，有医道。术可暂行一时，道则流芳千古。

——明·赵献可《医贯》

【按语】医道无垠。

凡医者之于病人，必事事体贴，如若身受之，而后用药无误。

——吴隐亭《百大名家合注伤寒论·卷五·辨太阳病脉证并治法》

【按语】病人为重。

吾今亦愿为天下之为医者进一忠告，前治不当则已，如其当焉，则须猛力为之解说，使其勿轻易方。切不可贪图细微诊费，与之胡乱开方。

——涂学修《推拿抉微·娇儿易死说》

【按语】尊重同行，疗效为上。

吾人治医，立志在昌明国学，利济后来。

——恽铁樵《热病学·热病治法》

【按语】医者救人，传承学术。

所以不十全者，精神不专，志意不理，外内相失，故时疑殆。

——战国·《黄帝内经素问·徵四失论》

【按语】医者求全。

汝辈当为“明医”，精通医理，勿尚“名医”。

——陈宗锜《医学探源·传略》

【按语】精研医理为上。

救死扶伤，此乃医者天职，必重医德而守原则。

——清·顾靖远《顾松园医镜·医道积习通弊论》

【按语】医之天职，救死扶伤。

业医难，习医尤难，教人习医则更难，著医书而教人习医，尤为难乎其难。

——时逸人《中国时令病学·薛序》

【按语】习医者难。

医者以治病为医生天职。

——时逸人《中国时令病学·研究时令病之几个信条·导言》

【按语】治病为医生的天职。

治医必明病理、究药效。理论必与事实相符，如此然后有进步。可谓理论与事实相符是进步之原则，不合此原则者，不可为训。

——恽铁樵《金匮方论》

【按语】治疗时应理论联系临证。

医之为道，惟视人如己者，乃可施。

——清·郭右陶《痧胀玉衡·自序》

【按语】医生应视病人为自己、为亲人。

凡人有一息尚存，当图缓救之术，以人之阴阳未易遽[①]绝也。有一丝之阳气未泯，则阳可救；有一丝之阴气未泯[②]，则阴可援也。

——清·陈士铎《辨证录·卷一·伤寒门》

【注释】①遽：急。②泯：消灭。

【按语】不到最后不放弃救治任何一个病人。

诸症务要审辨清白，若审辨不清，生死立决！医者岂可藉三指以定法，恃眼界以明高？凡遇疑难之症，辨而又辨，审而再审，尚有疑似难明，何况粗浮见解，其能尽症之理者几希？

——清·张睿《医学阶梯》

【按语】不以三指定死生。

论病不易，论症其难，而症中论症，难之又难也。凡有病必有症，有症必有论，论清则症明，症明则病易疗，非可以模棱两端，取效于疑似之间也。

——清·张睿《医学阶梯》

【按语】治病应明辨病症。

欲济世而习医者是，欲谋利而习医者非。我若有疾，望医之救我者何如？我之父母、子孙有疾，望医之相救何如？易地以观则利心自淡矣，利心淡则仁心现，仁心现则畏心生。

——清·顾晓澜《重订灵兰要览·重订绪言》

【按语】仁心济世。

凡遇危迫之病，欲尽人力挽回，此虽美念，然必须先与病家讲明，方可下药。更必璧彼药资，则服药有效，人自知感；如服无效，则疑怨难加于我，我亦自心无愧也。

——清·冯兆张《冯氏锦囊秘录·凡例·附录良医格言》

【按语】谨遵良医操守。

凡诊视妇女及孀妇[1]、尼姑，必俟[2]侍者在旁，然后入房观看，既可杜绝自己邪念，复可明白外人嫌疑，习久成自然，品行永勿坏矣。即至诊视娼妓人家，必要存心端正，视如良家子女，不可一毫邪心儿戏，以取不正之名，久获邪淫之报。

——清·冯兆张《冯氏锦囊秘录·凡例·附录良医格言》

【注释】①孀妇：寡妇。②俟：等待。

【按语】谨遵业医操守。

凡有不识之病，不可轻诳轻诈[1]，以致误人。少行演试[2]之术，可行则行，可止则止。此乃善诱之意，不可拒绝人也。

——清·胡芝樵校订《异授眼科·演药法》

【注释】①轻诳轻诈：轻易欺骗瞒哄病人。②少行演试：稍作试探性治疗。

【按语】谨慎行医。

欲救人学医则可，欲谋利而学医则不可。

——清·徐廷祚《医粹精言·卷一·胞与为怀》

【按语】不可因谋利而习医。

是以为名医者，当自揣每日可诊几人，限以定数。苟[①]逾[②]此数，令就他医。庶几[③]可从容诊疾，尽心用药，不至误人性命。

——清·陆以湉《冷庐医话·医范》

【注释】①苟：假如。②逾：超越。③庶几：差不多。

【按语】诊病当求质量。

古法行医，各有专科。近见悬壶[①]之辈，往往明日出道，今日从师，牌书内外两师传授，甚至兼治痧痘咽喉。探其根底，一无擅长，不过取门数之多，以博钱财。抑[②]知赋质有限，何能兼善[③]？病者不知，恒被贻误[④]。

——清·陆以湉《冷庐医话·医鉴》

【注释】①悬壶："医学"之代称。②抑：表转折，犹"然而"。③善：专长，擅长。④贻误：耽误。

【按语】治病当分专科诊治。

凡人少有[①]不适，必当即时调治。断不可忽为小病，以致渐深。更不可勉强支持，使病更增，以贻[②]无穷之害。

——清·陆以湉《冷庐医话·慎疾》

【注释】①少有：稍有。②贻：留下。

【按语】治未病，治在病未重之时。

时下庸浅医流，有三恶习：写方作狂草；用药好奇异；不通病情，妄言知脉[1]。不思医称司命，当如何郑重，而率意[2]如此，其道亦概可知矣。

——清·毛祥麟《对山医话·卷二》

【注释】①知脉：通晓脉理。②率意：轻率，不慎重。

【按语】行医当摒弃庸医恶习。

初学治病，自当审其能治则治，否则以待善治者[1]。不可未识病情，孟浪[2]用药，将人损坏。

——清·李文荣《知医必辨·杂论》

【注释】①善治者：指良医、高明的医生。②孟浪：鲁莽。

【按语】谨慎行医。

盖病有见症[1]、有变症[2]、有转症[3]，必灼见其初终转变，胸有成竹，而后施之以方。否则以药治药，实以人试药也。

——清·叶天士《本事方释义·叶香岩传》

【注释】①见症：疾病表现的证候。②变症：疾病由简单变为复杂，由轻变重，多由误治所致。③转症：疾病由一种证候转变为另一种证候。

【按语】重视疾病的初终转变。

用药如用兵，临床如临敌。昔人之为此言，盖谓以药攻病，犹之以兵攻敌，最宜慎之于始，不可轻易试之也。

——清 · 刘昌祁《白喉治法要言 · 白喉症最宜养阴》

【按语】谨慎用药。

药能活人，亦能杀人，生死关头，间不容发[①]，可不慎欤！

——清 · 刘昌祁《白喉治法要言 · 白喉症最忌服表药》

【注释】①间不容发：成败利钝，其间不容一发。比喻情势危急到极点。

【按语】医者治人为上。

医惟实事，勿尚空谈。仲景书，所以传世不朽者，以其言皆实事，百家莫及也。

——清 · 周学海《伤寒补例 · 卷上》

【按语】疗效第一。

凡疗疾，药救固迟，丹救亦缓，惟心救最灵。要非药与丹之缓也，苟中心不切，则视之易忽，而审之不精，安能得病之本末，握而擒之？使必从我算而无遁情。惟心之既挚，则危亡之际，痛痒攸关。彼父母妻子所不及忧者，而我代忧之；彼患人所不及计者，而我代计之。甚至睡思梦觉，莫非设身伊地。或垂亡而拯之，或虑变而防之。谋深思远，视一病而又虞一病之起，奏一效而更觉效之难凭。攻之时即为守地，守之时复为攻谋。一片婆心，无少宁息。天地可鉴，鬼神可通。

——清·怀抱奇《医彻·医箴·心术》

【按语】救心为上。

故古之医也，以救死扶生为心，其专而用方也慎。专则精而造诣入室，慎则审而投药奏功。

——明·孙一奎《医案·赠太医东宿孙君序》

【按语】救死扶生为大爱。

如以为难治之病，而即弃之，非仁术也。

——明·孙一奎《赤水玄珠·虚怯虚损痨瘵门·总论》

【按语】医不畏难。

医家存心当自重，不当自轻；当自谦，不当自傲；当计功，不当计利；当怜贫，不当谄富。自重必多道气，自轻必无恒心。自谦者，久必学进；自傲者，久必术疏①。计功则用心于治病而伎②巧生；计利则用心于肥家而诡诈出。怜贫则不择人而医，阴德无穷；谄富则不待请而至，卑污莫状。

——明·王绍隆《医灯续焰·医范·为医八要》

【注释】①术疏：技术低劣。疏，稀少。②伎：通“技”。

【按语】业医者自重。

医者仁术，圣人以之赞助造化之不及，所贵者扶危救困、起死回生耳。若治其易治者，而弃其难治者，则何以医为？

——明·聂尚恒《活幼心法·折诸家之衷》

【按语】医者当扶危救困不避难。

医道最大，医理难精。然业擅者[1]毫不可忽，而其要则尤当立心正大也。视人犹己，救人为念。至于为财而坏德，为利而损仁，不惟为医家之玷[2]而覆载[3]所不容也。

——明·朱惠明《痘疹传心录·卷十六》

【注释】①业擅者：指以医为业的人，即医生。②玷（diàn店）：白玉上面的斑点，此指缺点。③覆载：指天地。

【按语】救人为念。

治身养性，务谨其细，不可以小益为不平[1]而不修，不可以小损为无伤而不防。凡聚小所以就大，积一所以至亿[2]也。

——东晋·葛洪《抱朴子·内篇·极言》

【注释】①平：通“评”，称道。②亿：古时称十万为亿。这里极言数量之大。

【按语】治身养性。

凡诊疾，无论贵若王侯卿相，贱如倩佣[1]丐儿，皆一视同仁，亦无计恭慢恩怨，悉心救疗。遇有奇病未明，我见不到处，便令再延识者商治，勿专私意，勿讳我短，勿没人长，期[2]愈人病。遇急来请，勿避风雨，此便是受用不尽的德也。

——明·肖京《轩岐救正论·医鉴·医德》

【注释】①倩佣：雇佣。②期：希望。

【按语】此乃行医之道。

欲济世而习医则是，欲谋利而习医则非。我若有疾，望医之救我者何如？我之父母子孙有疾，望医之相救者何如？易地以观[1]，则利心自淡矣。利心淡，仁心现；仁心现，斯畏心生。

——明·王肯堂《灵兰要览·晓澜重订绪言》

【注释】①易地以观：从病人的地位设想。易地，变换地位，即将自己由医生的位置转换到病人的地位上去。

【按语】医者仁心。

学到知羞处，方知艺不精。

——明·张景岳《类经·论治类·四失》

【按语】学无止境。

医者之言，尤当慎者，不可夸己之长，不可谈人之短，不可浮诞而骇惑病人，不可轻躁而诋诽同类。病情之来历，用药之权衡，皆当据实晓告，使之安心调理。不可诬轻为重，不可诳重为轻。即有不讳，亦须委曲明谕。病未剧，则宽以慰之，使安心调理；病既剧，则示以全归之道，使心意泰然。宁默无哗，宁慎无躁。

——明·王绍隆《医灯续焰·医范·袁氏医家十事》

【按语】此乃业医之道。

必有忍，其乃有济；有容[1]，德乃大。医者术业既高，则同类不能无忌。识见出众，则庸庶[2]不能无疑。疑与忌合，而诽谤指责，无所不至矣。须容之于不校[3]，付之于无心，而但尽力于所事。间有排挤殴詈[4]，形之辞色者，亦须以孟子三自反之法应之。彼以逆来，我以顺受。处之超然，待之有礼，勿使病家动念可也。

——明·王绍隆《医灯续焰·医范·袁氏医家十事》

【注释】①容：胸怀。②庸庶：一般庸俗平民。庶，平民百姓。③校：校对，核对，核实。④殴詈(lì)：打骂。

【按语】有容有德、有济有思。

凡为医者，遇有请召，不择高下，远近必赴。如到其家，须先问曾请未。曾请师即问曾进是何汤药，已未经下，乃可得知虚实也。如已曾经下，即虚矣。更可消息参详，则无误矣。又治小儿之法，必明南北禀受之殊，必察土地寒温之异，不可一同施治，古人最为慎耳。

——宋·撰人未详《小儿卫生总微论方·医工论》

【按语】慎重开方。

天下之术多矣，惟医以救死扶生为功效。故志之者，可以存其不忍人之死，而于道为有益。

——明·刘基《诚意伯文集·卷之七》

【按语】救生为大。

医以活人为事。

——明·吴昆《内经素问吴注·方盛衰论》

【按语】活人为重。

要在临病之时，存神内想，息气内观，心不妄视，著意精察，方能通神明，探幽微，断死决生，千无一误。

——汉·华佗《中藏经·察声色形证决死法》

【按语】临证精察。

医戒十条：一戒自满，二戒偏执，三戒饰非，四戒妒嫉，五戒欺诳，六戒好奇，七戒轻妄，八戒贪功，九戒顺俗作解，十戒弃贱畏难。

——黄文东《著名中医学家的学术经验·郑守谦》

【按语】医者十戒。

（医者要有四戒）一戒自高自大，自作聪明。二戒弄虚作假，不实事求是。三戒好体面，不接受病人意见。四戒懒惰散漫，不奋不发。

——周凤梧等《名老中医之路》（引龚志贤语）

【按语】医者四戒。

卷三　知常达变

医也者，顺天之时，测气之偏，适人之情，体物之理。名也、物也、象也、数也，无所不通，而受之以谦，而后可以言医。

——清 · 吴鞠通《温病条辨 · 解儿难》

【按语】顺天适人。

视精明，察五色，观五脏有余不足，六腑强弱，形之盛衰，从此参伍[①]决死生之分，必如是[②]而后可言医。

——清 · 高世栻《医学真传 · 方药》

【注释】①参伍：交互错杂，错综比验。②如是：如此。

【按语】观有余不足。

医不三世[①]，不服其药。

——《礼记 · 曲礼》

【注释】①三世有几种解释：一指祖孙三代；二指《神农本草》《素女脉诀》《灵枢经》三本书；三指《神农本草》《针灸》《素问》《脉经》。

【按语】传承经典。

治病者，必明天道地理，阴阳更胜，气之先后，人之寿夭，生化之期，乃可以知人之形气矣。

——战国《黄帝内经 · 素问 · 五常政大论》

【按语】知人之形气。

匠人不能释尺寸而意短长，废绳墨而起平木也；工人不能置规而为圆，去矩而为方。

——战国《黄帝内经 · 灵枢 · 逆顺肥瘦》

【按语】知规矩方圆。

古之医师，必通于三世之书。所谓三世者，一曰《针灸》，二曰《神农本草经》，三曰《素女脉诀》。《脉诀》所以察证，《本草》所以辨药，《针灸》所以祛疾。非是三者，不可以言医。

——明 · 宋濂《宋学士全集 · 赠医师葛某序》

【按语】察证、辨药、用针，为医之道，当传承也。

《记》曰：医不三世，不服其药，固矣。然服药与不服药不必三世，不必不三世也，何也？世之医有不啻[①]于三世也者，率闻有祖传家秘之名，而实不得箕裘[②]之妙。若此者，何贵三世？世复有不三世而自得也者，又率皆有天启神授之妙。若此者，何必三世？

——明 · 倪士奇《两都医案 · 韩序》

【注释】①不啻：不仅，不只。②箕裘：喻指祖先的事业。

【按语】不必拘泥于“三世”，与时俱进。

医书不熟则医理不明，医理不明则医识不精，医识不精则临证游移①。

——清·赵雄驹《伤寒论旁训·序》

【注释】①游移：拿不定主意。

【按语】明理与临证都很重要。

学医总须多读书，多看各家书籍，自然腹中渊博，胸有准绳。

——清·张畹香《张畹香医案·卷上》

【按语】学习并容纳各家学科，才能创新。

读书而不临证，不可以为医；临证而不读书，亦不可以为医。

——清·陆九芝《世补斋医书·李冠仙仿寓意序》

【按语】读书与临证互补。

医之一道，先宜读书，后方临证，临证之要务，在辨别寒热。

——清·温载之《温病浅说·温病》

【按语】先读书，后临证。

学问无穷，读书不可轻量也。

——清·叶天士《临证指南医案·卷一·眩晕》

【按语】习医须多读书，无捷径可走。

书宜多读，谓博览群书，可以长识见也。第[1]要有根柢[2]，根柢者何？即《灵枢》《素问》《神农本草》《难经》《金匮》、仲景《伤寒论》是也。

——清·程芝田《医法心传·读书先要根》

【注释】①第：但。②根柢：根本，基础。

【按语】熟读经典长见识。

仅读《伤寒》书不足以治瘟疫，不读《伤寒》书亦不足以治瘟疫。

——清·刘奎《疫疹二证合编·卷二·论治》

【按语】《伤寒》《温病》均应精读。

凡为医者，穷《难经》，察脉之浮沉、脏腑虚实；通《素问》，知脉往来、针之补泻；穷《本草》，识药之寒温、气味所归。全此三家，然后治病，可曰知三，为上工也。

——明·王九思《难经集注·十三难》

【按语】此三家乃上工习医之基础。

学医而不读《灵》《素》则不明经络，无以知致病之由；不读《伤寒》《金匮》无以知立方之法，而无从施治；不读金元四大家则无以通补泻温凉之用，而不知变化。

——清·费伯雄《医方论·发凡》

【按语】知古论今，博学精通。

故深于《易》者，必善于医；精于医者，必由通于《易》。术业有专攻，而理无二致也。

——明·孙一奎《医旨绪余·不知〈易〉者不足以言太医论》

【按语】医易相通，阴阳也。

读书之法，当逐字读，逐句读，逐节读。复举全篇融会贯通而读，斯[①]能得其言外之意，而为善读者矣。

——裘庆元《珍本医书集成·麻疹阐注》

【注释】①斯：乃。

【按语】名著三读而有悟。

夫读书贵能信，尤贵能疑。信则有定识，而无所游移；疑则分别抉择，衷于至是，足以正古人之失，嘉惠后学。读儒书然，读医书何莫不然？医所以托死生，保性命，关系尤重，苟徒泛然涉猎，勿深研究，有信无疑，杀人必多。

——清·章虚谷《医门棒喝·田鼎祚序》

【按语】能疑则识真。

善读书者，会[①]其意也。

——清·张卿子《张卿子伤寒论·卷一·平脉法》

【注释】①会：体会，领会。

【按语】会意者悟也。

习医者，务须博览群书，精求义理。勿贪一书之简易，孟浪施治也。

——清·李文荣《知医必辨·论时邪》

【按语】博览知疑。

学者遵古而不泥於古，然后可以读活泼泼仲景书。

——清·陈修园《金匮要略浅注·读法》

【按语】读书当古今相参。

师古而不泥古，读书不尽信其书。

——清·张琰《种痘新书》

【按语】读书当古今相参。

善言天者，必应于人；善言古者，必验于今；善言气者，必彰于物；善言应者，同天地之化；善言化言变者，通神明之理。

——战国《黄帝内经素问·气交变大论》

【按语】通神明之理。

药贵合宜，法当应变。泥其常者，人参反以杀人；通其变者，乌头可以活命。孙真人所谓“随时增损，物无定方”，真知言哉！

——清·陈梦雷等《图书集成医部全录·卷五百二·总论·续医说》

【按语】物无定方，辨证施治。

医者读书，必须明其一定之理，然后参阅百家，由博返约，自然不至为偏说所诱，否则虽读尽天下书亦无用也。

——清·吴鞠通《医医病书·好博而不务精论·炳章按》

【按语】由博返约。

学海无尽。

——明·刘纯《杂病治例·兰室集医家十要》

【按语】医无止境。

三折肱成良医之义，一曰养神，一曰养形，一曰医药。

——明·黄承昊《折肱漫录·小引》

【按语】良医自养。

医无一定之法，而有一定之理。

——明·张介宾《质疑录·序》

【按语】理法相益。

医本无定法。

——清·吴尚先《理论骈文·略言》

【按语】法从医中求。

为医拘常禁，不能变通，非医也，非学也。

——金·张从正《儒门事亲·燥形·孕妇便结》

【按语】医者善通。

顾医之难也，非读书识字则不能医，非格物穷理则不能医，非通权达变更不能医。

——清·唐容川《医学见能·原序》

【按语】医之难精。

若不能精究病源，深讨方论，虽百医守疾，众药聚门，适足多疑，而不能一愈之也。

——唐·王焘《外台秘要·序》

【按语】医者忌疑。

良医则贵察声色，神工则深究萌芽。

——唐·孙思邈《千金翼方·序》

【按语】良医上工。

故善为医者，必责[1]根本。而本有先天、后天之辨。

——清·徐大椿《洄溪脉学·衡阳太溪二脉论》

【注释】①责：问，寻求。

【按语】治病必求其本。

俗云熟读王叔和，不如临症多。或曰古今元气不同，古方不可以治今病。二说误尽后学不少。似业医者，可不必深究古法，惟求临症多耳。此医道所以日趋而日下也。盖必先读书，而后胸有成见，临症始知用方之变化。若不读书而徒临症，虽多亦奚为哉！

——清·吴鞠通《医医病书·临症必先读书论》

【按语】读书临证互补共进。

博学之，审问之，慎思之，明辨之，笃行之。

——《礼记·中庸》

【按语】修身之道。

疾虽久，犹可毕[1]也。言不可治者，未得其术也。

——战国《黄帝内经灵枢经·九针十二原》

【注释】①毕：终。此指治愈。

【按语】疾虽久，不弃治。

病无常形，医无常方，药无常品。顺逆进退，存乎其时；神圣工巧，存乎其人；君臣佐使，存乎其用。

——明·李中梓《医宗必读·用药须知内经之法论》

【按语】辨证论治，因病、因时、因人制宜。

病有新久，方有大小，有毒无毒，固宜常制矣。

——战国·《黄帝内经·素问·五常政大论》

【按语】因毒制宜。

世无难治之疾，有不善治之医；药无难代之品，有不善代之人。

——南齐·褚澄《褚氏遗书》

【按语】医者应着重提高自身医术。

良医服①百病之方，治百人之疾。

——汉·王充《论衡·别通》

【注释】①服：学习。

【按语】良医自有良方。

夫医道者，以济世为良，以愈疾为善。盖济世者，凭乎术；愈疾者，仗乎法。

——金·刘完素《刘河间伤寒六书·素问病机气宜保命集·序》

【按语】愈疾为善。

而道上知天文，下知地理，中知人事，可以长久，以教众庶①，亦不疑殆②。医道论篇，可传后世，可以为宝。

——战国《黄帝内经·素问·著至教论》

【注释】①众庶：黎民，百姓。②殆：危险。

【按语】医道长久。

古之善为医者，上医医国，中医医人，下医医病。又曰：上医听声，中医察色，下医诊脉。又曰：上医医未病之病，中医医欲病之病，下医医已病之病。若不加心用意，于事混淆，即病者难以救矣。愚医不通三部九候，及四时之经，或用汤药倒错，针灸失度，顺方治病，更增他疾，遂致灭亡，哀哉！

——唐·孙思邈《千金要方·诊疾》

【按语】此乃为医之道。

临证如临阵，用药如用兵，必须明辨证候，详审组方，灵活用药。不知医理，即难辨证，辨证不明，无从立法，遂致堆砌药味，杂乱无章。

——吕景山编《施今墨对药临床经验集·序》

【按语】此乃临证之巧。

外感法仲景，内伤法东垣，热病用河间，杂病用丹溪。

——明·龚廷贤《寿世保元·医说》

【按语】此乃四大法则。

病犹可疗，药伤最难医。

——明·李中梓《医宗必读·古今元气不同论》

【按语】慎用药物。

勤求古训，博采众方。

——汉·张机《伤寒论·原序》

【按语】此乃名医之道。

医之为道，非精不能明其理，非博不能至其约。

——清·喻昌《医门法律·先哲格言》

【按语】学医需精需博。

子尝论治病有五难：辨疾、治疾、饮药、处方、别药，此五也。……此五者大概而已，其微至于言不能宣，其详至于书不能载，岂庸庸之人而可以易言医哉？

——宋·苏轼等《苏沈良方·原序》

【按语】治病之难。

望而知之谓之神，闻而知之谓之圣，问而知之谓之工，切而知之谓之巧。

——《难经·六十一难》

【按语】神圣工巧。

将欲言医必先言阴阳，尤必先言阴阳之变化，此医之所应学而学之所以有源也。

——陈宗锜《医学探源·序》

【按语】阴阳者，变化之父母也。

千方容易得，一效实难求。方不在多，有效则名；药不在贵，去病为灵。实践最重。病证虽千变，理法遵《内经》；规矩有准绳，问世无闲停；胸中多疑虑，枕旁书常盈。

——黄文东《著名中医学家的学术经验·席梁丞》

【按语】此乃学医之道。

各家学说，互有短长，治学者不应厚此薄彼。能取长补短，其庶几矣。

——黄文东等《著名中医学家的学术经验》（引章次公语）

【按语】取长补短。

医道在乎识证、立法、用方，此为三大关键，一有草率，不堪司命。

——秦伯未等《中医临证备要·附录·辨证论治浅说》

【按语】医道三关。

因名立方者，粗工也；据症定方者，中工也；于症中审病机、察病情者，良工也。

——清·任越庵《伤寒法祖·卷下·制方大法第七》

【按语】病机立方。

医者能以举一反三，方为通权达变。

——涂学修《推拿抉微·呕吐》

【按语】通权达变。

先明阴阳，次识脏腑，补泻得宜，治有何误？贵临机之通变①，勿执一以成模②。

——涂学修《推拿抉微·形色部位指南赋》

【注释】①临机之通变：随机应变，灵活变通。②执一以成模：墨守成规，死搬硬套。

【按语】临机通变。

名医用方，不离乎古方，亦不泥于古方。

——《如皋医学报·刘蔚楚君证治丛录序》（1932年第七期）

【按语】名医用方之道。

医贵变通。

——清·魏之琇《续名医类案·卷十八·胁痛》

【按语】医贵变通。

救世难矣，寿世尤难。自寿难矣，寿人尤难。寿人之道，医其一也。

——清·张绍修《时疫白喉捷要·序》

【按语】自寿难。

庸医辨证未明，投以平淡之剂，不求无功，但求免过，是谓优容养奸。

——清 · 张绍修《时疫白喉捷要 · 序》

【按语】优容养奸。

医学无穷，难以拘执。

——清 · 周魁《温证指归 · 卷一》

【按语】医学无穷。

医家临诊辨证，最要凝神定气。……凝神定气，惟心小胆大者能之。忍辱负重，惟智圆行方者能之。不如是，不足以为名医。

——清 · 王秉衡《重庆堂随笔 · 卷上 · 论医案》

【按语】此为名医之道。

医家能施毒药，固是高手。一或有差，大命随之也。胆欲大而心欲细，至言哉！

——清 · 许宣治《怡堂散记 · 药性解》

【按语】慎用毒药。

仲景方非用之难，在对症之难，认症既真，用无不效。上工善诊治之准绳也。

——清 · 许宣治《怡堂散记 · 又论治体》

【按语】上工对症用方。

学不明针灸脉理者，不足以言医；术不兼通内外科者，尤不足以言医。

——清·陆清洁《医药顾问大全·外科·李序》

【按语】医者学医应全面。

治病难，治内伤病尤难。以病非一朝一夕所致，药非一剂一服所效。必明乎阴阳，识乎气血，详乎顺逆，察乎升降，善善调养，始可以言治。

——清·陆清洁《医药顾问大全·内科内伤病·夏序》

【按语】调养治疾。

古方不可不信，不可信之太过，亦不能全信。须对症细参，斟酌尽善。

——清·吴鞠通《医医病书》

【按语】学医之法。

医必洞达阴阳之理，始能知症为方。

——清·翟良《医学启蒙汇编·卷一·医略》

【按语】通阴阳，知症为方。

证不辨清，脉亦无凭。故博学、审问、慎思、明辨、笃行五者，医家不可缺一也。

——清·王士雄《潜斋医学丛书·言医》

【按语】此为医者之要。

病有万变，为医须随时取中，见可而进。

——清·高文晋《外科图说·卷一·窦汉卿论》

【按语】随时取中。

医者临证，当知常知变，辨证当由表及里，去伪存真，切忌只看表面，不察实质。

——清·顾靖远《顾松园医镜·格言汇纂·乐集》

【按语】此乃临证之道。

医学之难，难於无偏。

——清·宝辉《医医小草》

【按语】医难无偏。

医门之要，首以阴阳、表里、寒热、虚实为认病之大法，再以望闻问切考之三因。三因者，内因、外因、不内外因也。夫病之来也，莫不由三因而入。故验病之法，亦由三因而定。内因者，内伤七情也；外因者，外感六淫也；不内外因者，伤饮食也。脾胃为后天，人身中宫大本，万病之所首重者。如其有伤，百病丛生矣。若考得病之真情无疑，然后用汗下和温补五法治之，则神圣工巧之能，即在吾之掌握矣。

——清·杨西山《弄丸心法·卷四·杂论》

【按语】医门之要。

故治病者，必先分经络脏腑之所在，而又知其七情六淫所受何因，然后择何经何脏对病之药，本於古圣何方之法，分毫不爽①，而后治之，自然一剂而即见效矣。今之治病不效者，不咎②己药之不当，而反咎病之不应药，此理终身不悟也。

——清 · 徐灵胎《医学源流论 · 卷上 · 治病必分经络脏腑论》

【注释】①爽：违背。②咎：责怪。

【按语】治病之道。

医以济世，术贵乎精。

——清 · 吴尚先《理论外治方要 · 略言》

【按语】医贵乎精。

有一病，必有一药。病千变，药亦千变。能精悉其气味，则千百药中，任举一二种，用之且通神。

——清 · 吴仪洛《本草从新 · 原序》

【按语】医方通神。

夫医学之要，莫先于明理，其次则在辨证，其次则在用药。理不明，证于何辨？证不辨，药于何用？

——清 · 吴仪洛《本草从新 · 原序》

【按语】精悉药味，医学之道。

凡用方，不分君臣佐使，头绪纷杂，率意妄施，药与病迥不相当，医之罪也。

——清·喻昌《医门法律·卷一·申明〈内经〉法律》

【按语】用方不当，医之罪。

凡治病，不辨新病邪实，久病正虚，缓急先后失序而实实虚虚，医之罪也。

——清·喻昌《医门法律·卷一·申明〈内经〉法律》

【按语】不分虚实、缓急，医之罪。

凡治病，参合于望色切脉审证三者，则难易若视诸掌。粗工难易不辨，甚且有易无难，医之罪也。

——清·喻昌《医门法律·卷一·申明〈内经〉法律》

【按语】不辨难易，医之罪。

药能治病，亦能致病。昔有人言："不遇良医，不如不药[①]。"盖治病犹易，治药[②]为难耳。

——清·毛祥麟《对山医话·卷一》

【注释】①药：名词作动词，指服药治疗。②药：指因用药不当引起的变证。

【按语】用药不当能致病。

医寄死生，责任最重，若平日不能讲究精微，临症而吉凶莫辨，岂足谓之医耶？

——清·汪蕴谷《杂症会心录·知生死》

【按语】医寄死生。

医，有成法，有活法。成法师古不可悖，活法因时不可拘。

——明·孙志宏《简明医彀·要言十六则·制方定规》

【按语】活法因时。

针灸药三者得兼，而后可与言医。可与言医者，斯周官之十全者也。

——明·高武《针灸聚英·引》

【按语】医之十全。

知常知变，方是上工。

——明·秦昌遇《医验大成·瘛疭章》

【按语】上工之道。

脉有独病，药有独能，医有独断，三者合一，未有不效者。

——明·朱栋隆

《四海同春·卷之一·拟〈内经〉独大者病独小者病》

【按语】三独之术。

名医治病，必求其源而辨其脉，不为外证形势所惑。补不足，损有余。

——明·王肯堂《肯堂医论·卷下·妇科验方》

【按语】名医治病求其源，补不足，损有余。

积学日深，见病知源。

——明·王肯堂《肯堂医论·卷下·妇科验方》

【按语】博学则见病知源。

世医治病，不先理脾胃及养血安神，是不明标本之理也。

——明·俞弁《续医说·卷四·格言·学贵知要》

【按语】世医治病。

医者要当深研经典，旁搜书论，潜心体认，融会终始，恍然有悟于古人之微妙，则脉理斯精详，药性斯明悉，乃可以行于世。

——明·朱惠明《痘疹传心录·卷十六》

【按语】深研经典。

治别虚实，法宜变通，所谓活泼泼地是神术也。

——明·朱惠明《痘疹传心录·卷十三》

【按语】法宜变通。

病有万变，医止[①]一心。线索在手，头绪逼清[②]。何惧病体之多端？不愁治疗之无术。

——宋·窦材《扁鹊心书·眼病》

【注释】①止：通“只”。②逼清：十分清楚。

【按语】医只一心。

庸医之妄作，学非精博，识非悟解。五行之数，六气之化，莫索其隐，莫拟其远。曰寒曰热，曰寒热之相搏，差之毫厘，失之千里。而有余者益之，不足者损之。卒意用法，草石杂进。夭枉者半，可胜叹哉！

——宋·赵佶《圣济总录·序》

【按语】庸医妄作。

知针知药，固是良医。

——唐·孙思邈《备急千金要方·卷三十·针灸·孔穴主对法》

【按语】良医知针知药。

且夫当今医者各承一业，未能综练众方，所以救疾多不全济。

——唐·孙思邈《千金翼方·针灸上》

【按语】综练众方。

欲疗病，先察其源，先候病机。

——东汉·《神农本草经》

【按语】治病之道。

若药弗瞑眩[1]，厥[2]疾不瘳。

——《尚书·说命》

【注释】①瞑眩：头晕目眩、昏闷不舒。②厥：其，作代词。

【按语】药有瞑眩，是指服药后可能产生头晕目眩等症状，是反映药物疗效的一个方面。

卷四　名医名篇

周礼·医师章

医师掌医之政令，聚毒药以共医事。

凡邦之有疾病者、疕疡者造焉，则使医分而治之。岁终则稽其医事，以制其食。十全为上，十失一次之，十失二次之，十失三次之，十失四为下。

食医掌和王之六食、六饮、六膳、百羞、百酱、八珍之齐。凡食齐眡春时，羹齐眡夏时，酱齐眡秋时，饮齐眡冬时。凡和，春多酸，夏多苦，秋多辛，冬多咸，调以滑甘。凡会膳食之宜，牛宜稌，羊宜黍，豕宜稷，犬宜粱，雁宜麦，鱼宜苽。凡君子之食恒放焉。

疾医掌养万民之疾病。四时皆有疠疾：春时有痟首疾，夏时有痒疥疾，秋时有疟寒疾，冬时有漱上气疾。以五味、五谷、五药养其病。以五气、五声、五色眡其死生；两之以九窍之变，参之以九藏之动。凡民之有疾病者，分而治之。死终则各书其所以，而入于医师。

疡医掌肿疡、溃疡、金疡、折疡之祝药、劀杀之齐。凡疗疡，以五毒攻之，以五气养之，以五药疗之，以五味节之。凡药，以酸养骨，以辛养筋，以咸养脉，以苦养气，以甘养肉，以滑养窍。凡有疡者，受其药焉。

兽医掌疗兽病，疗兽疡。凡疗兽病，灌而行之，以节之，以动其气，观其所发而养之。凡疗兽疡，灌而劀之，以发其恶，然后药之，养之，食之。凡兽之有病者，有疡者，使疗之。死则计其数以进退之。

【启示录】

读古籍，学经典，其目的在于传承发扬，若能启发今人，则为幸事矣。

1.“医师掌医之政令，聚毒药以共医事。”由医师掌管医药卫生的行政命令，此当属卫生管理部门的工作职能，此医师可能是专家，即由专家来管理卫生工作。

2. 由“医师”安排内科或外科病人的主管医生。

3. 年终时考核医生的工作并制定俸禄。

4. 按治疗效率（治愈率）来确定医生的水平和等级。

5. 医生有分科，如食医负责食疗和日常饮食、疾医负责分科治疗疾病（含传染病），疡医负责伤科与外科。

6. 对死亡的病人或老死的人，医生要记录死亡原因，并上报“医师”登记。

7. 动物家畜之病，由兽医负责。若有家畜死亡，则以家畜死亡的数量来评价兽医的水平并定级定薪。

扁鹊传

司马迁

扁鹊者，勃海郡郑人也，姓秦氏，名越人。少时为人舍长。舍客长桑君过，扁鹊独奇之，常谨遇之。长桑君亦知扁鹊非常人也。出入十余年，乃呼扁鹊私坐，间与语曰："我有禁方，年老，欲传与公，公毋泄。"扁鹊曰："敬诺。"乃出其怀中药予扁鹊："饮是以上池之水三十日，当知物矣。"乃悉取其禁方书尽与扁鹊，忽然不见，殆非人也。扁鹊以其言饮药三十日，视见垣一方人。以此视病，尽见五藏癥结，特以诊脉为名耳。为医或在齐，或在赵，在赵者名扁鹊。

当晋昭公时，诸大夫强而公族弱。赵简子为大夫，专国事。简子疾，五日不知人，大夫皆惧，于是召扁鹊。扁鹊入，视病，出，董安于问扁鹊，扁鹊曰："血脉治也，而何怪！昔秦穆公尝如此，七日而寤。今主君之病与之同，不出三日必间。"居二日半，简子寤。

其后扁鹊过虢，虢太子死。扁鹊至虢宫门下，问中庶子喜方者曰："太子何病，国中治穰过于众事？"中庶子曰："太子病血气不时，交错而不得泄，暴发于外，则为中害。精神不能止邪气，邪气畜积而不得泄，是以阳缓而阴急，故暴蹷而死。"扁鹊曰："其死何如时？"曰："鸡鸣至今。"曰："收乎？"曰："未也，其死未能半日也。""言臣齐勃海秦越人也，家在于郑，未尝得望精光，侍谒于前也。闻太子不幸而死，臣能生之。"中庶子曰："先生得无诞之乎？何以言太子可生也？臣闻上古之时，医有俞跗，治病不以汤液醴洒、镵石挢引、案扤毒熨，一拨见病之应，因五藏之输，乃割皮解肌，诀脉结筋，搦髓脑，揲荒爪幕，湔浣肠胃，漱涤五藏，练精易形。先生之方能若是，则太子可生也；不能若是，而欲生之，曾不可以告咳婴之儿。"终日，扁鹊仰天叹曰："夫子之为方也，若以管窥天，以郄视文。越人之为方也，不待切脉、望色、听声、写形，言病之所在。闻病之阳，论得其阴；闻病之阴，论得其阳。病应见于大表，不出千里，决者至众，不可曲止也。子以吾言为不诚，试入诊太子，当闻其耳鸣而鼻张，循其两股，以至于阴，当尚温也。"中庶子闻扁鹊言，目眩然而不瞚，舌挢然而不下，乃以扁鹊言入报虢君。

虢君闻之大惊，出见扁鹊于中阙，曰："窃闻高义之日久矣，然未尝得拜谒于前也。先生过小国，幸而举之，偏国寡臣幸甚。有先生则活，无先生则弃捐填沟壑，长终而不得反。”言未卒，因嘘唏服臆，魂精泄横，流涕长潸，忽忽承睫，悲不能自止，容貌变更。扁鹊曰：“若太子病，所谓尸厥者也。太子未死也。”扁鹊乃使弟子子阳砺针砥石，以取外三阳五会。有间，太子苏。乃使子豹为五分之熨，以八减之齐和煮之，以更熨两胁下。太子起坐。更适阴阳，但服汤二旬而复故。故天下尽以扁鹊为能生死人。扁鹊曰：“越人非能生死人也。此自当生者，越人能使之起耳。”

扁鹊过齐，齐桓侯客之。入朝见，曰：“君有疾在腠理，不治将深。”桓侯曰：“寡人无疾。”扁鹊出，桓侯谓左右曰：“医之好利也，欲以不疾者为功。”后五日，扁鹊复见，曰：“君有疾在血脉，不治恐深。”桓侯曰：“寡人无疾。”扁鹊出，桓侯不悦。后五日，扁鹊复见，曰：“君有疾在肠胃间，不治将深。”桓侯不应。扁鹊出，桓侯不悦。后五日，扁鹊复见，望见桓侯而退走。桓侯使人问其故。扁鹊曰：“疾之居腠理也，汤熨之所及也；在血脉，针石之所及也；其在肠胃，酒醪之所及也；其在骨髓，虽司命无奈之何！今在骨髓，臣是以无请也。”后五日，桓侯体病，使人召扁鹊，扁鹊已逃去，桓侯遂死。

使圣人预知微，能使良医得蚤从事，则疾可已，身可活也。人之所病，病疾多；而医之所病，病道少。故病有六不治：骄恣不论于理，一不治也；轻身重财，二不治也；衣食不能适，三不治也；阴阳并，藏气不定，四不治也；形羸不能服药，五不治也；信巫不信医，六不治也。有此一者，则重难治也。

扁鹊名闻天下。过邯郸，闻贵妇人，即为带下医；过雒阳，闻周人爱老人，即为耳目痹医；来入咸阳，闻秦人爱小儿，即为小儿医：随俗为变。秦太医令李醯自知伎不如扁鹊也，使人刺杀之。至今天下言脉者，由扁鹊也。

【启示录】

从古至今，当病人经医生治疗后疾病好转或痊愈时，病人或家属每每送“扁鹊重生”的锦旗或牌匾以示对医生的尊重和表彰。故扁鹊是受古今病人尊重的名医，也是医生医德高尚、技术精湛、德才兼备的代名词。

1. 本文的扁鹊，传说为上古黄帝时代的名医，本文塑造了一位在历史上享有盛誉、深受人民爱戴的古代名医形象，世称“医学师祖”。

2. 本文记录的扁鹊的医疗技术和特色，反映了两千多年前我国的医学成就。

3. 扁鹊曾获得长桑君相传的秘方，亦有传承弟子子阳等。

4. 扁鹊或在齐，或在赵，在赵者名扁鹊，说明扁鹊医不定所，医行四方，服务病人。

5. 扁鹊名闻天下，过邯郸，闻贵妇人，即为带下医，过洛阳，闻周人爱老人，即为耳目痹医……随俗而变。可见扁鹊主动适应社会需要，适应病人需要，不断调整自己的定位。

6. 扁鹊为虢太子诊病，以针刺百会，后太子苏醒，起死回生，此乃针灸用于急诊救治之先。

7. 扁鹊过齐为齐桓侯治病，能预知疾病的发生和发展，乃上工也。

8. 扁鹊的“病有六不治”有待考究，现代社会应营造相信医生、相信医院的就医环境以及和谐的医患关系。

9. 扁鹊为同行秦太医令李醯派人所杀，一代名医死于同行之手，哀乎也哉。

10. 医生同行间应互尊、互爱、互学，应为人民服务，也应当自保长安。

华佗传（节选）

陈 寿

华佗，字元化，沛国谯人也，一名旉，游学徐土，兼通数经。沛相陈珪举孝廉，太尉黄琬辟，皆不就。晓养性之术，时人以为年且百岁，而貌有壮容。又精方药，其疗疾，合汤不过数种，心解分剂，不复称量，煮熟便饮，语其节度，舍去，辄愈。若当灸，不过一两处，每处不过七八壮，病亦应除。若当针，亦不过一两处，下针言“当引某许，若至，语人”。病者言“已到”，应便拔针，病亦行差。若病结积在内，针药所不能及，当须刳割者，便饮其麻沸散，须臾便如醉死，无所知，因破取。病若在肠中，便断肠湔洗，缝腹膏摩，四五日差，不痛，人亦不自寤，一月之间，即平复矣。

府吏倪寻、李延共止，俱头痛身热，所苦正同。佗曰：“寻当下之，延当发汗。”或难其异，佗曰：“寻内实，延外实，故治之宜殊。”即各与药，明旦并起。

佗行道，见一人病咽塞，嗜食而不得下，家人车载欲往就医。佗闻其呻吟，驻车往视，语之曰："向来道边有卖饼家，蒜齑大酢，从取三升饮之，病自当去。"即如佗言，立吐蛇一枚，悬车边，欲造佗。佗尚未还，小儿戏门前，逆见，自相谓曰："似逢我公，车边病是也。"疾者前入坐，见佗北壁悬此蛇辈约以十数。

又有一郡守病，佗以为其人盛怒则差，乃多受其货而不加治，无何弃去，留书骂之。郡守果大怒，令人追捉杀佗。郡守子知之，属使勿逐。守瞋恚既甚，吐黑血数升而愈。

又有一士大夫不快，佗云："君病深，当破腹取。然君寿亦不过十年，病不能杀君，忍病十岁，寿俱当尽，不足故自刳裂。"士大夫不耐痛痒，必欲除之。佗遂下手，所患寻差，十年竟死。

广陵太守陈登得病，胸中烦懑，面赤不食。佗脉之曰："府君胃中有虫数升，欲成内疽，食腥物所为也。"即作汤二升，先服一升，斯须尽服之。食顷，吐出三升许虫，赤头皆动，半身是生鱼脍也，所苦便愈。佗曰："此病后三期当发，遇良医乃可济救。"依期果发动，时佗不在，如言而死。

太祖闻而召佗，佗常在左右。太祖苦头风，每发，心乱目眩。佗针鬲，随手而差。

李将军妻病甚，呼佗视脉。曰："伤娠而胎不去。"将军言："闻实伤娠，胎已去矣。"佗曰："案脉，胎未去也。"将军以为不然。佗舍去，妇稍小差。百余日复动，更呼佗。佗曰："此脉故事有胎。前当生两儿，一儿先出，血出甚多，后儿不及生。母不自觉，旁人亦不寤，不复迎，遂不得生。胎死，血脉不复归，必燥著母脊，故使多脊痛。今当与汤，并针一处，此死胎必出。"汤针既加，妇痛急如欲生者。佗曰："此死胎久枯，不能自出，宜使人探之。"果得一死男，手足完具，色黑，长可尺所。

佗之绝技，凡此类也。然本作士人，以医见业，意常自悔。后太祖亲理，得病笃重，使佗专视。佗曰："此近难济，恒事攻治，可延岁月。"佗久远家思归，因曰："当得家书方，欲暂还耳。"到家，辞以妻病，数乞期不反。太祖累书呼，又敕郡县发遣，佗恃能厌食事，犹不上道。太祖大怒，使人往检；若妻信病，赐小豆四十斛，宽假限日；若其虚诈，便收送之。于是传付许狱，考验首服。荀彧请曰："佗术实工，人命所悬，宜含宥之。"太祖曰："不忧，天下当无此鼠辈耶?"遂考竟佗。佗临死，出一卷书与狱吏，曰："此可以活人。"吏畏法不受，佗亦不强，索火烧之。佗死后，太祖头风未除。太祖曰："佗能愈此。小人养吾病，欲以自重，然吾不杀此子，亦终当不为我断此根原耳。"及后爱子仓舒病困，太祖叹曰："吾悔杀华佗，令此儿强死也。"

初，军吏李成苦咳嗽，昼夜不寤，时吐脓血，以问佗。佗言："君病肠痈，欬之所吐，非从肺来也。与君散两钱，当吐二升余脓血讫，快，自养，一月可小起，好自将爱，一年便健。十八岁当一小发，服此散，亦行复差。若不得此药，故当死。”复与两钱散，成得药去。五六岁，亲中人有病如成者，谓成曰：“卿今强健，我欲死，何忍无急去药，以待不祥？先持贷我，我差，为卿从华佗更索。”成与之。已故到谯，适值佗见收，匆匆不忍从求。后十八岁，成病竟发，无药可服，以至於死。

广陵吴普、彭城樊阿皆从佗学。普依准佗治，多所全济。佗语普曰：“人体欲得劳动，但不当使极尔。动摇则谷气得消，血脉流通，病不得生，譬犹户枢不朽是也。是以古之仙者为导引之事，熊颈鸱顾，引挽腰体，动诸关节，以求难老。吾有一术，名五禽之戏：一曰虎，二曰鹿，三曰熊，四曰猿，五曰鸟。亦以除疾，并利蹄足，以当导引。体中不快，起作一禽之戏，沾濡汗出，因上著粉，身体轻便，腹中欲食。”普施行之，年九十余，耳目聪明，齿牙完坚。阿善针术。凡医咸言背及胸藏之间不可妄针，针之不过四分，而阿针背入一二寸，巨阙胸藏针下五六寸，而病辄皆瘳。阿从佗求可服食益於人者，佗授以漆叶青黏散。漆叶屑一升，青黏屑十四两，以是为率，言久服去三虫，利五藏，轻体，使人头不白。阿从其言，寿百余岁。漆叶处所而有，青黏生於丰、沛、彭城及朝歌云。

【启示录】

华佗，世人熟知的古代名医，现代人多将医术精湛品德高尚的医生赞誉为“华佗再世”。

据考证，华佗，字元化，沛国谯（今安徽省亳州市）人，生于汉永嘉元年（公元145年），卒于建安十三年（公元208年），享年63岁。尤擅长外科，后因不服曹操征召被杀，所著医术已佚。

1. 华佗行医于汉末三国初期，与张仲景（《伤寒杂病论》作者）同个年代，均为名医。华佗擅长外科，仲景擅长伤寒杂病，与名医董奉共称为“建安三神医”。是否是乱世出名医，笔者不敢妄言，但乱世病人多，需要有神医。

2. 华佗一生行医各地，服务病人，声誉卓著，精通内、外、妇、儿、针灸各科，是一位全科医生。

3. 华佗擅长外科，做过开颅、开胸、开腹手术，是世界上外科手术的鼻祖。

4. 华佗用针刺治病，仅取穴一二处刺之，气至病所，即拔针而病自愈，用针亦神也。

5. 华佗用艾灸治病，“不过一两处，每处不过七八壮，病亦应除”，亦是灸之高手。

6. 华佗做手术时用麻沸散（失传）口服麻醉，为世界首创。

7. 华佗治倪寻、李延头疼身热之病，两人用药不同，虚实补泻有别，皆治愈，是谨守辨证论治、同病异治的结果。

8. 曹操和华佗是同一时代的“老乡”，均是安徽亳州人。华佗为曹操治头风病，针刺膈俞穴，“随手而差”，简便有效。后因不愿随军当保健医生而被曹操杀害。此乃曹操之过，枉杀一代名医！

9. 华佗以“盛怒则差”治郡守病，实乃心理治疗，以情治情之典范。

10. 华佗治广陵太守陈登之病，能预言“此病后三期当发”，上工也。

11. 华佗治军吏李成肠痈病，用“君散两钱”，吐脓血而愈，此治病之神。复言“十八字当一小发，复此散，亦行复差”，虽不知此散为何药，但此药散二钱保留十八年仍有疗效，足见华佗之药神也。

12. 华佗创导引之术“五禽戏”，倡导“人体欲得劳动，但不当使极尔”，被后世保健养生视为宝典。

13. 华佗医术高明、多绝技，亦有著作，然吏卒畏法不受，索火烧之，烧去一代名医“活人”之书。

14. 华佗有徒弟吴普、樊阿，均有建树，名师出高徒，医术当传承。

《伤寒论》序

张仲景

余每览越人入虢之诊，望齐侯之色，未尝不慨然叹其才秀也。怪当今居世之士，曾不留神医药，精究方术，上以疗君亲之疾，下以救贫贱之厄，中以保身长全，以养其生。但竞逐荣势，企踵权豪，孜孜汲汲，惟名利是务，崇饰其末，忽弃其本，华其外而悴其内。皮之不存，毛将安附焉？卒然遭邪风之气，婴非常之疾，患及祸至，而方震栗。降志屈节，钦望巫祝，告穷归天，束手受败。赍百年之寿命，持至贵之重器，委付凡医，恣其所措。咄嗟呜呼！厥身已毙，神明消灭，变为异物，幽潜重泉，徒为啼泣。痛夫！举世昏迷，莫能觉悟，不惜其命，若是轻生，彼何荣势之云哉？而进不能爱人知人，退不能爱身知己，遇灾值祸，身居厄地，蒙蒙昧昧，惷若游魂。哀乎！趋世之士，驰竞浮华，不固根本，忘躯徇物，危若冰谷，至于是也！

余宗族素多，向余二百。建安纪年以来，犹未十稔，其死亡者，三分有二，伤寒十居其七。感往昔之沦丧，伤横夭之莫救，乃勤求古训，博采众方，撰用《素问》《九卷》《八十一难》《阴阳大论》《胎胪药录》，并平脉辨证，为《伤寒杂病论》，合十六卷，虽未能尽愈诸病，庶可以见病知源，若能寻余所集，思过半矣。

夫天布五行，以运万类；人禀五常，以有五藏，经络府俞，阴阳会通；玄冥幽微，变化难极。自非才高识妙，岂能探其理致哉！上古有神农、黄帝、岐伯、伯高、雷公、少俞、少师、仲文，中世有长桑、扁鹊，汉有公乘阳庆及仓公。下此以往，未之闻也。观今之医，不念思求经旨，以演其所知；各承家技，始终顺旧。省病问疾，务在口给；相对斯须，便处汤药。按寸不及尺，握手不及足；人迎趺阳，三部不参；动数发息，不满五十。短期未知决诊，九候曾无仿佛；明堂阙庭，尽不见察。所谓窥管而已。夫欲视死别生，实为难矣！

孔子云：生而知之者上，学则亚之。多闻博识，知之次也。余宿尚方术，请事斯语。

【启示录】

张仲景，名机，字仲景，公元150—219年，东汉南阳郡涅阳（今河南南阳）人，是我国著名的伟大医学家，有“医圣”之称。

1. 有记载称，仲景出自于较富裕的家庭，有比较优越的学习条件和环境，在早年就阅读了大量医学书籍。

2. 少年时代的张仲景就已有学医的念头，青年时代他拜同乡名医张伯祖为师，故名医之道多有师承。

3. 促使张仲景走向医学道路的，是当时社会战乱、连年战争带来的疫病肆行，他的家族有众多族人死于流行性疾病。“余宗族素多，向余二百，建安纪年（公元196年）以来，犹未十稔，其死亡者，三分有二，伤寒十居其七”。从另一个方面也可以说是社会的需要与疾病的流行造就了一代名医！

4. 仲景学医“勤求古训，博采众方”，勤于实践，为其成名打下了扎实的理论基础。

5. 仲景深刻剖析了当时医德医风的现状，“曾不留神医药”“但竞逐荣势，企踵权豪”“惟名利是务”“降志屈节，钦望巫祝，告穷归天，束手受败”，凡此种种，在现代社会亦不少见，可见医德医风建设的重要性和必要性。

6. 仲景抨击当时医生“不念思求经旨，以演其所知，各承家技，终始顺旧；省病问疾，务在口给，相对斯须，便处汤药，……夫欲视死别生，实为难矣”，直到今天，这仍然是值得习医者牢记的。

7. 仲景崇尚“学而知之”“多闻博识”，他将理论联系实际，适应当时社会需要，研究疾病杂病特点，并写成了《伤寒杂病论》，创立伤寒六经辨证和杂病脏腑经络辨证，建立了中国医学辨证论治的理论体系，同时在理法方药的临证技巧和君臣佐使的配方规律方面为后世医家提供了宝贵的借鉴。仲景在传承中尤重创新，是我们学习的典范！中医发展需要传承，更要发扬优势，不断创新，中医的发展才有生命力！

8. 与仲景同时代的华佗，应该看过《伤寒杂病论》一书，曾说“此书可以活人”。仲景医学奠定了中医内科学的基础，对我国医学的发展以及日本等一些国家医学的发展，都起到极大的推动作用。时至今日，仲景创立的辨证论治体系及方剂仍然在临床应用，仍然在为现代社会健康服务。

大医精诚

孙思邈

张湛曰："夫经方之难精，由来尚矣。"今病有内同而外异，亦有内异而外同，故五藏六腑之盈虚，血脉荣卫之通塞，固非耳目之所察，必先诊候以审之。而寸口关尺，有浮沉弦紧之乱；俞穴流注，有高下浅深之差；肌肤筋骨，有厚薄刚柔之异。唯用心精微者，始可与言于此矣。今以至精至微之事，求之于至粗至浅之思，其不殆哉！若盈而益之，虚而损之，通而彻之，塞而壅之，寒而冷之，热而温之，是重加其疾，而望其生，吾见其死矣。故医方卜筮，艺能之难精者也，既非神授，何以得其幽微？世有愚者，读方三年，便谓天下无病可治；及治病三年，乃知天下无方可用。故学者必须博极医源，精勤不倦，不得道听途说，而言医道已了，深自误哉！

凡大医治病，必当安神定志，无欲无求，先发大慈恻隐之心，誓愿普救含灵之苦。若有疾厄来求救者，不得问其贵贱贫富，长幼妍媸，怨亲善友，华夷愚智，普同一等，皆如至亲之想，亦不得瞻前顾后，自虑吉凶，护惜身命。见彼苦恼，若己有之，深心凄怆，勿避崄巇、昼夜、寒暑、饥渴、疲劳，一心赴救，无作功夫形迹之心。如此可为苍生大医，反此则是含灵巨贼。自古名贤治病，多用生命以济危急，虽曰贱畜贵人，至于爱命，人畜一也。损彼益己，物情同患，况于人乎！夫杀生求生，去生更远。吾今此方所以不用生命为药者，良由此也。其虻虫、水蛭之属，市有先死者，则市而用之，不在此例。只如鸡卵一物，以其混沌未分，必有大段要急之处，不得已隐忍而用之。能不用者，斯为大哲，亦所不及也。其有患疮痍、下痢，臭秽不可瞻视，人所恶见者，但发惭愧凄怜忧恤之意，不得起一念蒂芥之心，是吾之志也。

夫大医之体，欲得澄神内视，望之俨然，宽裕汪汪，不皎不昧。省病诊疾，至意深心，详察形候，纤毫勿失，处判针药，无得参差。虽曰病宜速救，要须临事不惑，唯当审谛覃思，不得于性命之上，率尔自逞俊快，邀射名誉，甚不仁矣！又到病家，纵绮罗满目，勿左右顾眄，丝竹凑耳，无得似有所娱，珍羞迭荐，食如无味，醽醁兼陈，看有若无。所以尔者，夫一人向隅，满堂不乐，而况病人苦楚，不离斯须，而医者安然欢娱，傲然自得，兹乃人神之所共耻，至人之所不为，斯盖医之本意也。

夫为医之法，不得多语调笑，谈谑喧哗，道说是非，议论人物，炫耀声名，訾毁诸医，自矜己德，偶然治差一病，则昂头戴面，而有自许之貌，谓天下无双，此医人之膏肓也。

所以医人不得恃己所长，专心经略财物，但作救苦之心，于冥运道中，自感多福者耳。又不得以彼富贵，处以珍贵之药，令彼难求，自炫功能，谅非忠恕之道。志存救济，故亦曲碎论之，学者不可耻言之鄙俚也。

【启示录】

《大医精诚》选自唐·孙思邈（公元581—682年）的《备急千金要方·卷一》。孙思邈为唐代著名医学家，他聪明好学，七岁开始上学，日诵千余言，有圣童之称；青年时代研究老子，庄子等名家学说；成年后，曾隐居终南山、太白山一带，还在民间行医治病，著有《千金要方》《千金翼方》等书，流行至今。

孙思邈的重要贡献体现在：

1. 重视医德修养。他认为一个医生，除应有一定的医术水平之外，还应具备很好的道德品质，要有不求名利、不辞辛劳的为病人服务的精神。

2. 反对“同行相轻”。反对医生之间同行相轻，打击别人，抬高自己。

3. 大医治病，要排除私心杂念，精益求精，处方用药，谨慎细心，力争药到病除。“人命至重，贵于千金，一方济之，德逾于此。”

4. 有人评价《千金要方》是我国第一部内容丰富、理法方药俱全的医学类书，创立了内、外、妇、儿、五官、针灸、性医学、营养学等医学分科的雏形，为后世临床专科的设立及专科学术研究有重要的推动作用。

5. 孙思邈提倡饮食疗法，“安身之本，必资于食，救疾之速，必凭于药”“若能用食平疴，释情遣疾者”，方能称“良工”。

6. 孙思邈重视“综合治疗”，用药物、针灸、饮食情志等疗法，综合施治。同时，强调方药并重，临床辨证，君臣佐使，处方合理。“良医之道，必先诊脉处方，次即针灸，病当必愈。”

7. 孙思邈还有一项重大发现，即用狂犬的脑浆治疗狂犬病，这是免疫疗法的最早应用，是免疫学的萌芽，还有用猪肝治疗夜盲症也比欧美应用类似疗法早了一千二百年！这种立足临床、创新发展的精神值得我们学习发扬！

8. 孙思邈及其《大医精诚》，提示我们中医后学者要学古人，读经典，博极医源；学今人，博采名家，虚心向同时代的同行学习；学外国人，不对外国抱有成见，孙思邈是相信道教的医生。道教始于中国，与中医有不少相通之处，但孙氏尊重历史，尊重科学。当时印度的医学随着佛教东传，传到我国，孙思邈不抱成见地吸收了一些印度的医学经验，并将其编入《千金翼方》的著作中，如“阿伽陀园”“吡梨勒”。

9. 孙思邈重视养生保健以保持精力充沛。文献记载他活了102岁（有考证活了141岁），人们把他称为“神仙”“药王”，唐代皇帝见他在医药上多有贡献，却不肯做官，便封他为“真人”，故后世称他为“孙真人”。医者俾能自强，身心长寿，则能为更多病患服务，两相得益，亦是社会应倡导的健康大事！大医精诚，大医寿世也。